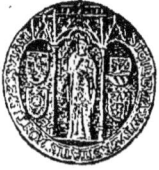

Dʳ Eugène DELFINO

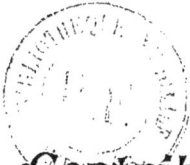

Contribution à l'étude

De la Goutte

Description d'un nouveau Syndrome :

l'Encombrement rénal

MONTPELLIER
GUSTAVE FIRMIN ET MONTANE

1

CONTRIBUTION A L'ÉTUDE

DE

LA GOUTTE

DESCRIPTION D'UN NOUVEAU SYNDROME :

L'ENCOMBREMENT RÉNAL

PAR

Eugène DELFINO

DOCTEUR EN MÉDECINE

EX-EXTERNE DES HOPITAUX DE MARSEILLE

EX-INTERNE DE L'HOPITAL DE NICE

MONTPELLIER

IMPRIMERIE Gustave FIRMIN et MONTANE

Rue Ferdinand-Fabre et Quai du Verdanson

1901

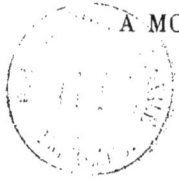

À MON PÈRE

A MA MÈRE

A MES PARENTS

A MES AMIS

E. DELFINO.

A MES MAITRES DES HOPITAUX DE MARSEILLE
ET DE NICE

A MON PRÉSIDENT DE THÈSE

MONSIEUR LE PROFESSEUR CARRIEU

E. DELFINO.

AVANT-PROPOS

Au moment de terminer nos études nous avons un agréable devoir à remplir : celui d'adresser l'expression de notre profonde gratitude à tous ceux qui se sont intéressés à notre instruction et à ceux qui nous ont honoré des témoignages de leur précieuse sympathie.

Que nos maîtres, et en particulier MM. les docteurs Poucel, d'Astros, Villeneuve, Coste, Schnell, Nepveu, des hôpitaux de Marseille, aux services desquels nous avons successivement appartenu durant nos quatre années d'externat, veuillent bien accepter l'hommage de notre reconnaissance pour la bienveillance qu'ils nous ont constamment témoignée.

Que nos maîtres de l'hôpital de Nice, MM. les docteurs Fighiera, Balestre, Bourdon, Moriez, Barralis, Lautard, qui pendant notre année d'internat ne nous ont jamais ménagé leurs conseils éclairés, reçoivent également le témoignage de notre profonde gratitude. Jamais nous n'oublierons combien leurs leçons et leur exemple nous ont été précieux durant notre dernière année d'études.

M. le docteur Gasiglia a bien voulu nous aider dans l'élaboration de notre thèse. Qu'il reçoive ici, l'expression de nos vifs sentiments de reconnaissance pour la sollicitude qu'il a montrée envers nous.

Nous adressons aux membres du Conseil d'administration des hospices de Nice, et, en particulier, à leur distingué vice-président, M. Edouard Dalmas, chevalier de la Légion d'honneur, nos sincères remerciements, pour la sympathie que nous n'avons jamais cessé de rencontrer en eux.

Nos amis les docteurs Bottone, Gruzu, Duponnois, Girard, Gayraud, Malausséna et nos collègues de l'hôpital de Nice Malaussène, Fighiera, Ferrier ont droit à notre entière sympathie. Elle leur est depuis longtemps acquise. Et en terminant nous devons prier M. le docteur Carrieu de recevoir nos respectueux remerciements pour le grand honneur qu'il a bien voulu nous faire en acceptant la présidence de notre thèse inaugurale.

INTRODUCTION

M. le docteur Gasiglia, médecin en chef de la Maternité de l'Hôpital de Nice, a eu l'occasion de remarquer plusieurs fois dans sa clientèle privée un syndrome, toujours le même, se manifestant à peu près constamment à la même époque de la vie et chez des personnes ou arthritiques ou descendantes d'arthritiques. Le symptôme le plus frappant de ce syndrome consiste en une insuffisance rénale manifeste.

Le volume des urines tombe subitement à la suite d'un embarras gastrique ou intestinal à un taux minime, quelquefois un quart de litre. Cette insuffisance est passagère et cède, en général, rapidement à un régime éliminatoire énergique. D'autres fois, en dépit du régime lacté ou lacto-végétarien, le volume des urines baisse et augmente, sans qu'on puisse l'expliquer par l'administration de théobromine ou digitaline, précédée ou non de purgatifs, ce qui a fait croire à M. le docteur Gasiglia que ces troubles superficiels ne pouvaient être dûs à une altération de l'élément noble du rein. Il a pensé que l'affection gastro-intestinale qui, toujours dans ses observations, a précédé la diminution de l'excrétion urinaire, en était la seule cause. La pathogénie en semble dès lors facile. A la suite de l'embarras gastrique ou intestinal, il se produit une accumulation des matières organiques dans ces organes et il en résulte une quantité énorme de toxines qui, par les ramifications de la veine porte, sont envoyées dans le foie.

Cet organe, mis en état de moindre résistance par suite de la diathèse arthritique, et, d'après le docteur Gasiglia, par suite de la diathèse goutteuse du sujet, est impuissant à détruire tous ces poisons, qui sont alors envoyés dans le rein par le courant sanguin.

Mais le rein surmené par l'élimination excessive et continue d'acide urique, qui, d'après la majorité des auteurs, serait constante pendant toute la vie du goutteux, est incapable de suppléer à la fonction du foie. Nous verrons plus loin que le rein, d'après les travaux les plus récents, n'est pas étranger à la production de l'acide urique.

Cette irritation se traduit par la diminution de la sécrétion urinaire.

M. le docteur Gasiglia nous a proposé de traiter cette question dans notre thèse. Nous avons accepté avec empressement, non sans avoir préalablement demandé l'avis de M. le professeur Carrieu.

M. le professeur Carrieu a trouvé l'idée séduisante, nous a encouragé dans cette voie, et s'est mis à notre entière disposition dans le cas où nous aurions eu besoin de ses conseils éclairés ; nous en avons largement profité.

Voilà quel sera le plan de notre travail :

Chapitre premier. — Considérations générales sur la fonction rénale chez les arthritiques et les goutteux en particulier.

Chapitre II. — Aperçu de la fonction hépato-rénale chez les goutteux.

Chapitre III. — Observations.

Chapitre IV. — Traitement. Thérapeutique préventive. Conclusions.

DE LA GOUTTE

Description d'un nouveau Syndrome :

L'ENCOMBREMENT RÉNAL

CHAPITRE PREMIER

CONSIDÉRATIONS GÉNÉRALES SUR LA FONCTION RÉNALE
CHEZ LES ARTHRITIQUES
ET LES GOUTTEUX EN PARTICULIER

On ne saurait mieux étudier la fonction rénale du goutteux que par un examen systématique des urines. Garrod a été l'un des premiers à se douter de l'importance considérable de cette analyse. Aussi a-t-il étudié cette question à fond et tous les résultats auxquels il est arrivé sont pour la plupart restés vrais. Cette étude a été reprise avec soin par Lecorché, Bouchard, Gautrelet.

Suivant les diverses phases de l'évolution de la goutte, les variations urinaires sont considérables ;

Lecorché a démontré que longtemps avant l'apparition des manifestations goutteuses caractéristiques, on peut déceler la goutte latente.

Le volume de l'urine est en général augmenté et le malade arrive à excréter 1500 à 2200 centimètres cubes, mais, fait à signaler, malgré cette dilution apparente, l'urine est dense et pèse de 1023 à 1030. Elle est colorée, et, par le refroidissement, laisse déposer des sels en grande quantité. Sa grande teneur en phosphate acide de soude lui donne une réaction acide. Les dépôts formés sont constitués par des urates, de l'acide urique et des phosphates.

A cette période, l'acide urique est toujours augmenté. Il varie de 0,60 à 1 gr. et même 1 gr. 80 par jour. L'urée et l'acide phosphorique sont eux aussi en excès.

Cet état peut persister pendant de longues années avant que la goutte éclate.

Puis, un beau jour, l'accès survient, et, subitement, l'urine tombe de 2000 centimètres cubes à 1000 et même 800 cc. Sa densité augmente, sa coloration se fonce.

L'urée, l'acide urique, l'acide phosphorique baissent dans des proportions remarquables.

Garrod, dans son ouvrage « La goutte, sa nature, son traitement », publie six observations de goutteux, où, pendant l'accès, le taux de l'acide urique a varié de 0 gr. 5254 à 0 gr. 0275 par 24 heures, la moyenne normale étant fixée à 0 gr. 50 environ.

Prenons une observation au hasard. Il s'agit d'un homme âgé de 38 ans. L'accès éclate le 16 janvier.

16 janvier	Acide urique des 24 heures :	0 gr. 1261
17 —	— —	0 — 1766
18 —	— —	0 — 1384
19 —	— —	0 — 1384

Le malade n'était sous l'influence d'aucun médicament au moment où fut fait l'examen des urines.

Il arrive parfois que l'urine contienne de légères quantités d'albumine ; cette albuminerie est passagère.

A la fin de l'accès, la quantité de l'urine augmente et remonte rapidement à 2.000 centimètres cubes ; à ce moment l'acide urique augmente, la densité baisse et la coloration pâlit.

Après l'accès, les caractères de l'urine sont les mêmes qu'avant l'attaque.

Lorsque la goutte devient chronique, l'examen des urines est moins instructif; l'urée et l'acide urique restent bien au-dessous du taux normal ; dans plus de la moitié des cas, traces d'albumine, d'après Garrod.

De tout ce qui précède nous ne retiendrons qu'une chose ; c'est qu'à certains moments de l'évolution goutteuse, le volume des urines secrétées diminue souvent de moitié. Et l'on pourrait croire qu'à cette diminution de secrétion correspond un régime spécial, une diminution dans l'absorption des liquides ; il n'en est rien. Donc, à certaines époques de l'évolution de la goutte, le rein ne fonctionne plus normalement, le rein devient insuffisant.

Et cette insuffisance avait déjà été remarquée par Charcot, non seulement au moment de l'accès, mais bien avant, alors que rien ne pouvait faire prévoir la goutte. Il a trouvé qu'à ce moment la secrétion urinaire est généralement moins abondante et plus riche en matériaux solides. Les urines sont rares, très acides et fortement colorées ; elles sont chargées de sédiments qui se forment en général après l'émission. Il est fréquent alors de trouver en pareil cas des cristaux d'acide urique et des urates.

Ici se pose la grande question qui a soulevé tant de polémiques qui est loin d'être définitivement résolue.

La goutte est-elle due à un rein altéré. — L'insuffisance rénale est-elle due à la goutte?

Les plus importantes des lésions viscérales de la goutte sont, d'après la plupart des auteurs, les lésions rénales.

Roger décrit, sous le nom de néphrite goutteuse, une affection rénale caractérisée par des infarctus de sable, d'acide urique, quelquefois à l'état cristallin. Ces dépôts se rencontrent à la surface du rein et dans l'épaisseur de la substance corticale, dans les mamelons et les papilles, dans les calices et les bassinets ; c'est la gravelle rénale de Charcot.

En second lieu, on rencontre la néphrite goutteuse proprement dite ; c'est le rein goutteux des Anglais. Todd et Garrod en ont donné les premiers une bonne description.

Elle se caractérise anatomiquement par des infarctus d'urate de soude sous forme de trainées blanchâtres dans la substance pyramidale exclusivement. C'est Castelnau, en 1843, qui les a découverts le premier. D'après Garrod, ils siégeraient dans l'intervalle des tubes urinifères. Cornil et Ranvier, dans un mémoire, publié en 1864, prétendent, au contraire, que les cristallisations se forment d'abord dans la lumière même des tubes urinifères, qu'elles obstruent. Plus tard seulement, il s'en formerait dans le tissu conjonctif intertubulaire.

Le rein goutteux ne diffère en rien de la néphrite interstitielle. Il est petit, contracté, granuleux, à capsule épaissie et adhérente. Les lésions histologiques sont celles de la néphrite intersticielle.

Ces altérations, au dire de Garrod, sont consécutives à plusieurs accès de goutte.

Dans un cas de Traube, les symptômes de cette affection rénale se sont montrés un an seulement après les premières manifestations de la goutte.

Evidemment, ici, l'altération rénale est consécutive à la goutte. Ici, la néphrite est d'origine goutteuse.

Mais que penser de cette insuffisance passagère du rein,

que Charcot, entre autres, avait si bien remarquée, et qui se manifeste quelquefois plusieurs années avant l'apparition de tout phénomène goutteux par une diminution subite dans l'excrétion urinaire ? La question est complexe.

Forbes a, le premier, soutenu, en Angleterre, que, chez les goutteux, on trouvait constamment dans le sang un excès d'acide urique, et cela bien avant l'accès de goutte. Garrod fut un des défenseurs les plus acharnés de cette théorie, qui fut attaquée en France par Charcot, Bouchard, Rendu.

Lecorché s'est élevé contre les objections de Bouchard en particulier : « Pour qu'il y ait goutte, dit-il, il faut qu'il y ait dans le sang de l'acide urique en excès, ou il faut que, sans être augmenté, il passe à l'état d'acide biurique. Pas de goutte sans biurate de soude. »

L'objection la plus sérieuse qu'on ait élevée contre la théorie uricémique de la goutte, consiste dans la constatation de l'acide urique dans le sang des brightiques, et, en particulier, des leucémiques. On s'est demandé pourquoi cet excès d'acide urique ne manifestait pas sa présence par l'excès goutteux. La question est évidemment délicate ; il nous suffit de savoir que le sang des goutteux contient de l'acide urique en excès.

Cet acide urique en excès a-t-il une action irritante sur l'épithélium rénal, comme le pensait Garrod, et cette action continue aboutit-elle à une altération de la substance noble du rein se traduisant par une insuffisance d'élimination urinaire ?

Pour pouvoir discuter cette question avec fruit, il faut se demander ce qu'est l'acide urique et comment il se forme dans l'organisme.

Les travaux sur l'origine de l'acide urique, sur sa fabrication, sur son excrétion à l'état normal, sont innombrables ; mais très peu s'accordent dans les résultats obtenus, excepté pourtant lorsqu'il s'agit de définir les matériaux dont la transformation immédiate ou lointaine donne de l'acide urique.

Avec Bouchard, les travaux se précisent, et la chimie cellulaire éclaire la nuit des échanges nutritifs, des phénomènes d'assimilation, de désassimilation et de réfection organique.

Charcot croyait que l'acide urique était de l'urée incomplètement oxydée. Il expliquait cette modalité chimique par le fait que l'albumine, à la suite d'un trouble fonctionnel du foie, subissait dans ses transformations un arrêt l'empêchant d'atteindre le dernier échelon de l'urée.

Minkowsky contrôla, par l'expérience, cette hypothèse. Il extirpa le foie à des oies vivantes et constata une diminution de l'acide urique.

D'autres auteurs placent la formation de l'acide urique un peu dans tous les organes.

Mais alors l'acide urique devrait exister dans le sang. Or, le sang normal n'en contient pas de traces. Garrod, avec son expérience du fil, l'a prouvé le premier.

Garrod et Klemperer ont constaté de l'acide urique dans un cas de rein granuleux et chez des néphrétiques. L'influence du rein est donc plus que manifeste dans l'excrétion de l'acide urique.

Van Yaksch, qui a fait des expériences très intéressantes à ce sujet, conclut que l'acide urique est constant dans le sang des goutteux, mais qu'on peut le trouver dans d'autres maladies.

Chez l'individu sain, on ne trouve pas d'acide urique dans les artères rénales, mais dans les calices et les bassinets du rein ; donc l'acide urique reçoit la dernière et définitive élaboration dans le rein.

Weintrand augmente artificiellement chez l'homme l'élimination d'acide urique, et il a pu déceler alors dans le sang des traces d'acide urique. Dans ce cas, les reins ne suffisent plus à éliminer; l'acide urique est résorbé et lancé dans le torrent circulatoire.

Haig, entr'autres sources de l'acide urique, cite : les sels et les autres corps du groupe urique (bases xanthiques) introduits avec les aliments.

Schmoll pense aux produits d'oxydation des groupes alloxuriques introduits également avec les aliments (nucléines vraies, bases xanthiques.

Weintrand a démontré que la cinquième partie seulement des corps alloxuriques se transforme en acide urique.

Si on pouvait démontrer expérimentalement que l'oxydation des corps alloxuriques, pour leur transformation en acide urique, a lieu dans les reins par l'activité vitale des cellules epithéliales de ces glandes, l'origine de la goutte serait irrévocablement démontrée.

On pourrait invoquer une diminution dans la perméabilité du rein : alors on constaterait une accumulation de l'acide urique dans les organes, ou bien les éléments épithéliaux du rein ayant pour fonctions la transformation des corps alloxuriques en acide urique, frappés dans leur intégrité anatomique ou physiologique ne peuvent plus remplir le rôle qui leur est dévolu et les corps alloxuriques doivent être éliminés en plus grande partie qu'à l'état normal. C'est ce qui arrive en effet.

Dans les deux cas, l'hypo-secrétion urique chez les goutteux est facile à comprendre.

L'excrétion urique dépend du milieu, c'est-à-dire des mauvaises conditions de solubilité que le liquide urinaire présente à l'acide urique. L'influence des sels organiques, et notamment des sels de soude, a été démontrée par Roberts. L'acide urique existe dans l'organisme sous forme de sel neutre, dissous dans le sang et dans les sucs organiques alcalins. Dès que les conditions sont compromises par la diminution de l'alcalescence du sang, il est éliminé sous forme de sel acide. Une forte acidité intra-organique détermine la précipitation excessive de l'acide urique devenu presque insoluble.

Roberts, par ses recherches a démontré la fausseté de cette théorie. L'économie ne contient pas d'urates neutres.

Roberts aurait trouvé un quadriurate : 2 molécules d'acide urique, 1 molécule d'alcali. Facilement décomposé par l'eau en biurate, acide urique libre, ce qui explique la précipitation d'acide urique dans les voies urinaires et le dépôt de biurate dans les tissus goutteux.

Dans la goutte, lorsque l'acide urique s'accumule, le sang se sature de quadriurate qui se décompose en biurate. Le précipité cristallin de ce dernier détermine l'accès goutteux.

L'urée ne favoriserait pas, comme le dit Riedal, la solubilité de l'acide urique. Le problème reste donc entièrement posé. L'attaque de goutte survient au moment où l'acide urique est retenu dans le sang par le fait d'une insuffisance rénale. Et, dans notre cas particulier, l'acide urique est manifestement retenu dans le sang, puisque nous constatons une diminution souvent de plus des 2/3 dans son élimination.

Cette insuffisance rénale s'explique parfaitement par une modification spéciale du sérum sanguin ; et l'on comprend très bien que cette insuffisance ne soit que momentanée. Elle durera tant que le sang ne sera pas rendu à son état normal par un traitement éliminatoire énergique.

Et cette modification, trop longtemps prolongée, déterminerait la précipitation de cristaux d'urate de soude et d'acide urique dans les articulations et produirait l'accès de goutte.

D'après Morel Lavallée, ce serait à la faveur de l'hyperacidité du sang que se ferait la précipitation de l'urate de soude, tandis que l'hypoacidité provoquerait la précipitation des carbonates et phosphates de soude.

Mais cette règle n'est pas absolue. M. Joule a constaté des précipités d'urate de soude chez des hypoacides, et M. le professeur Carrieu a pu constater dernièrement, dans son service de l'Hôpital Suburbain de Montpellier, d'après les analyses faites par M. le professeur Moitessier, que les tophus d'un goutteux avéré étaient formés exclusivement d'urate acide de soude alors que les urines étaient franchement hypoacides.

Les canaux sécréteurs du rein seraient obstrués jusqu'au moment où, sous l'influence d'un régime approprié, la composition du sang serait redevenue normale, et les dépôts uratiques dissous. Les canaux rendus perméables, les urines augmenteraient de volume et tout rentrerait dans l'ordre.

Cette hypothèse est très vraisemblable, n'est-ce pas là le processus de la gravelle ? Et la gravelle et la goutte ne sont-elles pas deux sœurs ? Paul Le Gendre a trouvé la gravelle chez les goutteux dans la proportion de 28 0|0, d'autres auteurs affirment l'avoir constaté 40 0|0. Le plus souvent, la gravelle précède la goutte et disparaît le jour qu'éclate l'accès goutteux. D'autres fois, le contraire se produit et l'on voit disparaître complètement la goutte quand la gravelle s'établit.

Nous avons vu précédemment, que, d'après les travaux les plus récents, le rein contribuerait, pour une large part, à la production de l'acide urique. Le dernier stade de la formation urique aurait lieu dans les tubuli contorti.

Le rein ne serait pas un simple filtre, ainsi que l'avait

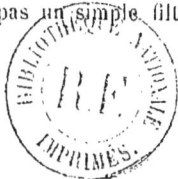

2

affirmé Ludwig, mais une glande complète, d'après Bowman et Heidenhain. Voici ce qui se passerait d'après Koranyi : le glomérule a pour fonctions de laisser passer une solution pure de chlorure de sodium ; au niveau de l'épithélium canaliculaire, une partie de cette solution se résorbe, mais en même temps les canalicules secrètent des matériaux nécessaires à la formation de l'urine complète. Cette résorption et cette secrétion ne se font pas d'une façon quelconque ; en effet à une molécule liquide résorbée se substitue une molécule soluble secrétée ; c'est là l'échange moléculaire.

Donc, de l'état de cet échange moléculaire, dépendra l'état de la dépuration urinaire et l'on voit immédiatement tout le profit que l'on pourra retirer de la connaissance de cette activité, si l'on remarque que chacune des molécules secrétées est une molécule organique de déchet, et que la rétention dans le sang d'une trop grande quantité de ces molécules pourra produire les effets d'auto-intoxication.

Cette activité dans les échanges moléculaires peut être mathématiquement déterminée, grâce à la cryoscopie. Cette méthode est basée sur l'abaissement de congélation de l'eau lorsqu'elle contient une substance quelconque en dissolution. Cet abaissement est proportionnel au poids de la substance dissoute.

Elle a donné d'excellents résultats. Employée pour la première fois par Dresner en 1891, elle a reçu une vive impulsion sous l'influence de Bouchard, et les travaux la concernant se sont multipliés. Nous ne citerons que Claude et Balthazard Valquez, Ardin-Deltheil. Nous n'essayerons pas ici de faire une étude même incomplète de cette méthode. Qu'il nous suffise de reconnaître qu'elle rend évidentes les insuffisances rénales, même les plus légères. Nous n'avons pas pu l'employer parce que la méthode, très délicate, n'est employée que dans les laboratoires des grands centres universitaires.

Nous le regrettons vivement, car elle nous aurait permis de savoir d'une façon précise si le rein recouvrait intégralement ses fonctions, après la disparition de l'embarras gastrique, ce qui nous semble ici très important.

CHAPITRE II

APERÇU DE LA FONCTION HÉPATO-RÉNALE
CHEZ LES GOUTTEUX

Dans les observations qui font le sujet de notre thèse, nous avons constaté que l'insuffisance d'excrétion urinaire est toujours précédée de phénomènes gastriques ou intestinaux : embarras gastrique, dyspepsie, coprostase.

Il y a certainement entre ces deux faits une relation. La pathogénie de l'insuffisance rénale s'explique alors facilement. Qu'on soit en présence d'un embarras gastrique ou d'une coprostase, il se produit une accumulation de matières organiques dans les voies digestives. Nous savons ce qui en résulte. Les microorganismes qui pullulent dans l'estomac, et surtout dans l'intestin, attaquent ces matières et deviennent, par le fait même, la source d'une quantité formidable de toxines.

Ces poisons, absorbés par les extrémités intestinales de la veine porte, sont entraînés dans le foie.

Le foie, donc, reçoit par la veine porte une quantité trop forte de toxines, et il lui est impossible de les détruire toutes. On sait, en effet, que le foie, entre autres fonctions, a pour rôle de détruire les poisons que lui apporte le sang.

Qu'arrive-t-il ? La cellule hépatique surmenée n'arrive plus à arrêter tous les poisons que les organes de la digestion lui

envoient, et ces poisons sont entraînés dans le torrent circulatoire. Ils arrivent alors dans le rein, mais cet organe, mis en
état de moindre résistance par une élimination continuelle
d'acide urique en excès, se trouve, à son tour, impuissant, la
substance noble du rein se congestionne, des lésions *légères*
de néphrite se produisent et l'insuffisance rénale ne tarde pas
à se manifester.

Cette question si importante de la solidarité de certains
organes entre eux, en particulier du foie, du rein et des
organes de la digestion, a fait l'objet d'études très appro-
fondies et a soulevé des discussions sans nombre.

« Lorsque le foie, en raison de profondes lésions cellulaires
ne peut plus accomplir sa fonction d'organe dépurateur, les
poisons qu'il est destiné à détruire ou à transformer passent
dans les urines qui naturellement deviennent hypertoxiques,
d'où irritation et lésions consécutives du rein ; c'est le rein
hépatique, comme je l'ai appelé il y a quelques années ».
(Huchard).

De même Hanot et Gaume ont-ils pu nous parler du foie
rénal. Le rein, mais moins souvent, peut retentir sur le foie.

Ces deux organes sont solidaires fonctionnellement et les
lésions de l'un doivent amener à coup sûr des modifications
chez l'autre.

Dans son « Traité des Maladies des Reins, » Rayer dit que
les lésions du foie peuvent être antérieures, concomitantes ou
secondaires à une néphrite albumineuse.

En 1854 Becquerel et Rodier signalent la fréquence de la
maladie de Bright chez les cirrhotiques.

Murchison dit que l'albuminurie peut être le résultat de
lésions hépatiques, en dehors de toute lésion du rein. Dans
ces cas, Murchison établit qu'il y a un état dyspeptique spécial.
Ses observations se rapprochent beaucoup des nôtres.

Johnson a constaté une albuminurie limitée à la période de la digestion ; il l'a d'ailleurs appelée albuminurie d'indigestion. Whitla a vu les troubles de l'insuffisance rénale liés à des troubles hépatiques disparaître avec la guérison de ces derniers. Poucel (de Marseille) a dit en 1884 que « parfois la maladie de Bright serait au début une affection du foie et non une maladie du rein ».

H. Mollière a fait une étude des néphrites aiguës et chroniques par insuffisance hépatique et conclut avec Poucel qu'il n'est pas douteux que certains cas de maladie de Bright ne relèvent d'une origine hépatique.

Nous voyons, par cette courte étude historique de la solidarité fonctionnelle du foie, du rein, de l'estomac et des intestins qu'à côté des cas où une insuffisance hépatique a provoqué une néphrite définitive, nous en trouvons d'autres où l'insuffisance du foie produit des troubles passagers de la lésion rénale. Ces troubles peuvent, dans certains cas, ne durer que quelques heures : albuminurie d'indigestion de Murchison.

Ces auteurs ont attaché beaucoup moins d'importance à l'insuffisance de l'excrétion urinaire, qui est quelquefois la seule manifestation du trouble rénal, comme on pourra s'en rendre compte dans quelques-unes de nos observations.

Mais comment expliquer que ces phénomènes d'insuffisance hépatique et rénale ne se produisent pas invariablement dans tous les embarras gastriques ? au cours de toutes les coprostases ? Les toxines sont produites dans tous les cas en très grande quantité.

Pourquoi chez les uns est-il perméable, pourquoi chez les autres ne l'est-il pas ? Pourquoi dans un cas, le rein continue-t-il à sécréter la même quantité d'urine, pourquoi, dans l'autre, cette excrétion est-elle réduite de moitié, souvent des trois quarts ?

Or, les symptômes observés par M. le docteur Gasiglia, il les a toujours trouvés chez des personnes arthritiques ou tout au moins de souche arthritique.

La diathèse arthritique serait donc ici la grande coupable ; cette diathèse est, d'après la conception la plus généralement acceptée, dûe à un vice de la nutrition, à une nutrition ralentie.

« L'arthritisme est un état constitutionnel caractérisé par une viciation ordinairement congénitale et héréditaire de la nutrition du tissu conjonctif et de ses dérivés qui deviennent des tissus de moindre résistance ».

A propos de quelques cas d'albuminurie chez des diabétiques, Huchard dit : « nous pensons que la cause de cette albuminurie existe dans un vice plus profond de la nutrition ; nous pensons que le diabète peut, dans certaines conditions, modifier les éléments anatomiques et que ces éléments peuvent livrer à la translation d'expulsion leur matière albuminoïde. Nous admettons que cette albumine n'est pas dûe à la filtration de l'albumine du sang, mais qu'elle est, suivant l'opinion de Semmola et Stockvis, en rapport avec une désassimilation viciée ; et ce qui se produit dans le diabète se produit au cours de toutes les autres manifestations arthritiques ».

Frantz Glénard a opposé à l'arthritisme sa théorie de l'hépatisme. Il a été frappé du nombre considérable de ces malades de coloration jaunâtre, à teint bilieux, qu'on classe à tort, d'après lui, dans les dyspeptiques, les névropathes ou les chlorotiques. Ce sont des hépatiques.

Hayem et Gilbert, en 1897, ont eu l'occasion de faire l'examen du sang de ce genre de malades et ils ont trouvé des pigments biliaires dans le sérum sanguin.

C'est cette cholémie qui cause la coloration jaune de la peau. On remarque fréquemment chez les ascendants ou les collatéraux des sujets à teint bilieux, soit l'ictère acholurique, soit la lithiase ou la cirrhose biliaires, soit même l'ictère vrai.

Il existerait, dans ces formes, un principe morbide, une diathèse hépatique qui serait héréditaire.

Gilbert et Lereboullet ont proposé de donner à cette diathèse le nom de diathèse biliaire, Glénard propose le nom d'hépatisme. Ce n'est qu'une question de mots. L'essentiel, ce qu'il faut retenir, c'est que le foie est atteint de tare héréditaire.

Glénard a été amené à cette conception de diathèse hépatique à la suite de nombreux travaux, entrepris par lui dès 1900 : études sur les ptoses viscérales, où, par exemple, il dit qu'un estomac ou un colon dilatés peuvent déterminer des troubles graves du foie, mais seulement si le foie y est prédisposé, — études sur la colite membraneuse, etc.

Voici la définition que Glénard donne de l'hépatisme : « C'est une disposition anormale, et devenue persistante, par conséquent morbide et chronique, du foie, à réaliser sous l'influence de causes occasionnelles, parfois légères, des maladies proprement dites. »

Ces maladies se trahissent par l'un des syndromes des maladies dites arthritiques, soit par un syndrome hépatique franc.

« L'hépatisme ne joue à l'égard de ces maladies que le rôle de cause seconde ; ce sont les causes de l'hépatisme qui sont les causes premières des maladies propres à la diathèse hépatique. Ces causes premières sont les agents hétéro ou auto-infectieux, etc. Ces causes se retrouvent toujours à l'origine de la diathèse, soit dans les antécédents personnels du sujet, soit dans les antécédents héréditaires.

Cette théorie est séduisante, surtout dans le cas qui nous occupe. La perturbation du foie peut donner lieu à toutes les maladies arthritiques, à l'insuffisance rénale et à la goutte. C'est encore une question de termes.

Seule, une perturbation de la nutrition, de la manière de vivre de chacune des cellules de l'organisme humain peut être transmise ainsi indéfiniment, de génération en génération, se « continuant à travers l'ovule ou les spermatozoïdes, dans la série des cellules qui dérivent de cet ovule ou de ce spermatozoïde, et, par conséquent, dans la série des êtres de sa descendance » (Bouchard).

Seul, un trouble nutritif peut ne manifester sa présence qu'à un certain âge, sous la forme d'accidents goutteux, quoiqu'il existât dans l'enfance et l'adolescence, se révélant par certains indices aux yeux d'un observateur informé.

On ne peut pas admettre que, si l'hérédité se résumait par l'hérédité de l'insuffisance d'excrétion rénale, par exemple, que l'insuffisance d'une fonction si capitale mit tant d'années à se manifester. Au contraire, il ne répugne pas de penser que le mode nutritif défectueux de chaque cellule de l'organisme, existant dès la naissance et ne cessant jamais d'exister, puisse n'aboutir pendant de longues années qu'à ces troubles fonctionnels de divers appareils, qui incidentent l'enfance et l'adolescence des goutteux héréditaires, jusqu'au jour de l'explosion de l'accès de goutte (P. le Gendre).

Ce sont ces troubles fonctionnels qui incidentent la vie du goutteux qu'avec M. le docteur Gasiglia nous avons cru surprendre. Parmi eux, l'insuffisance rénale a été constante et nous croyons qu'il sera bon de faire un examen approfondi des urines dans tout embarras gastro-intestinal. Cet examen pourra donner au praticien des indications précieuses et être le point de départ d'un traitement vraiment scientifique, car on pourra s'adresser alors à la cause même de la maladie et non à une simple manifestation.

CHAPITRE III

OBSERVATIONS

Observation Première

Marie B..., âgée de 65 ans. Quartier du Port, Nice.

Antécédents héréditaires. — Père goutteux.

Antécédents personnels. — Irido-conjonctivite, en 1889.

De 1894 à 1898, deux autres attaques d'irido-conjonctivite, très violentes. Jamais d'autres maladies.

Vers la fin du mois d'octobre 1899, se plaint d'avoir complètement perdu l'appétit, digestions pénibles, nausées fréquentes, vertiges, ventre ballonné. Cet état dure une dizaine de jours et disparaît sans traitement spécial.

Un mois après environ, les mêmes phénomènes se reproduisent. La malade prend un verre d'eau de Janos, plusieurs jours de suite, mais, devant la persistance de son malaise, se décide à faire appeler un docteur, qui, trouvant tous les signes d'un simple embarras gastrique, ordonne une purgation.

Le ventre est toujours ballonné, langue saburrale, céphalée, sentiment de lassitude extrême. Température : 38° à 38°5, le soir ; 37°5, le matin.

On garde les urines des 24 heures ; leur volume ne dépasse pas 1/2 litre. Parfaitement transparentes. Traces légères d'albumine. Acide urique : 0,36. Coefficient d'oxydation : 78

Régime lacté absolu, purgatifs répétés, 1 gr. 50 de théobromine par jour. Cachets désinfectants. Les urines augmentent rapidement et arrivent bientôt au taux de 2 litres par jour.
Elles ont perdu leur transparence et forment un dépôt très
abondant, rouge brique. L'acide urique a fortement augmenté :
0,60 à 0,95.

La malade se trouve beaucoup mieux, l'appétit est revenu et
dix jours après le commencement du traitement, elle com-
mence à manger. La malade, qui a été revue depuis, n'a plus eu
le moindre malaise. Pas de traces d'albumine dans les
urines.

La malade n'a jamais eu d'attaque de goutte franche ; cependant tout nous fait supposer que l'embarras gastrique, suivi
d'insuffisance rénale, a évolué sur un terrain goutteux. Le père
a eu la goutte. La malade elle-même avait eu trois accès d'irido-
conjonctivite. Au cours du troisième accès, elle a été vue par
un spécialiste qui a diagnostiqué : Irido-conjonctivite goutteuse. De plus, l'analyse des urines a démontré la présence
d'un excès d'acide urique, après l'embarras gastrique, et une
diminution notable de ce corps pendant les troubles de l'estomac. C'est ce qui se passe au moment de l'accès de goutte ;
or l'embarras gastrique détermine souvent cet accès ; ici
l'accès se produit par l'insuffisance rénale.

Observation II

Charles M......., âgé de 70 ans, rue du Lycée, Nice.

Antécédents héréditaires. — Excellents, pas de maladie,
presque tous les ascendants ont dépassé 80 ans.

Antécédents personnels. — Aucune maladie — Arthritisme.

Vers le commencement de l'hiver dernier, à la suite d'un bon dîner, phénomènes d'embarras gastrique intenses ; le malade est purgé, soumis à un régime spécial : viandes blanches, légumes frais, lait, mais l'estomac est paresseux, les digestions se font de plus en plus péniblement et, un beau jour, ventre distendu, 39° 5, respiration de Cheyne-Stokes, abattement profond. Congestion pulmonaire intense. Est-ce une fièvre typhoïde, une broncho-pneumonie ?

Après 2 ou 3 jours, les urines diminuent et tombent rapidement à 1/2 litre, malgré 3 litres de lait par jour et des purgations répétées. La congestion pulmonaire est terminée. Le malade coupe son lait avec de l'eau de Contrexeville. Le ventre est moins ballonné, les urines augmentent, et en moins de 20 jours arrivent au taux de 2 litres 1/4 par 24 heures. Ces urines sont boueuses et laissent déposer un précipité abondant d'urates.

Acide urique : 0 gr. 90 à 1,15.

Coefficient d'oxydation : 78 à 79.

Le malade qui menait une vie sédentaire et faisait bonne chère, fait depuis, sur le conseil de son médecin, de longues promenades et suit un régime : légumes, viandes blanches, lait, très peu de vin, eau de Contrexeville. Il n'a plus eu le moindre malaise.

Dans cette observation, on remarquera que l'acide urique est fortement augmenté. Au moment de l'embarras gastrique cet acide urique est tombé à 0 gr. 45 par litre. Le seul traitement qui ait apporté un soulagement immédiat au malade, c'est l'eau de Contrexeville en très grande abondance. Depuis, le malade continue à en prendre et il s'en trouve très bien.

OBSERVATION III

Félicie O.... âgée de 48 ans, rue Alberti.

Antecédents héréditaires personnels : nuls.

Femme forte, figure congestionnée, sujette à des étouffements depuis plusieurs mois.

Vers la fin du mois de septembre dernier, l'oppression devient plus considérable, en même temps surviennent des phénomènes d'embarras gastrique ; la malade se plaint surtout de son abdomen qui est légèrement ballonné.

L'auscultation des poumons décèle une congestion généralisée. Crachements de sang. T° 37,5. Urines rares : 1/4 de litre dans les 24 heures.

Il y a une dizaine de jours que la malade n'est plus allée à la selle. Une bonne dose d'eau-de-vie allemande provoque une véritable débâcle (12 selles abondantes et fétides).

Le soir même, la poitrine se décongestionne et les urines remontent, elles sont très chargées et renferment une grande quantité d'acide urique : plus de 1 gramme.

La malade est soumise au régime lacté pendant 4 ou 5 jours, puis au régime lacto-végétarien.

Ici, l'augmentation seule de l'acide urique peut nous faire penser à un terrain diathésique goutteux. Mais sa recherche, soigneusement faite, a fait constater plus de 1 gramme d'acide urique 15 jours après la guérison.

Observation IV

Louise R..., 60 ans, rue Foncet, Nice.

Antécédents héréditaires. — Père mort très âgé. Mère asthmatique.

Antécédents personnels. — Rien à signaler, sauf, il y a 10 ans environ, quelques vagues douleurs articulaires.

Un beau jour, embarras gastrique fébrile ; vomissements bilieux, renvois incessants, vertiges, langue saburrale. T. 37°5 à 39 pendant toute une semaine. Urines rares : 3/4 de litre et très claires ; puis, subitement, éclate une attaque de colique néphrétique. Purgatifs légers, eau de Contrexeville, lait. Au bout de 12 jours, le taux des urines remonte et il se produit alors une véritable décharge d'acide urique : 1 gr. 20 en moyenne. La santé semble revenue, la malade ne souffre plus de sa colique néphrétique, lorsque le gros orteil gauche se met de la partie. L'articulation métatarso-phalangienne s'enflamme, à son niveau la peau est tendue, violacée, et le moindre mouvement arrache à la patiente des cris de douleur.

Ici, malgré un traitement énergique, la malade a eu quand même son accès de goutte, et ce, malgré la décharge d'acide urique.

Ce cas nous semble caractéristique ; c'est celui qui a déterminé M. le docteur Gasiglia à s'occuper sérieusement de la question que nous exposons dans notre travail. Il a depuis recherché le symptôme d'insuffisance rénale, consécutif aux troubles gastro-intestinaux ; il l'a trouvé souvent, et, dans tous ces cas, il a constaté toujours un excès d'acide urique dans les urines.

Observation V

X..., supérieure d'un couvent de Nice.

Antécédents héréditaires : Excellents.

Antécédents personnels : Il y a deux ans, colique néphrétique. De suite après, eczéma généralisé ayant duré plus d'un an ; régime sévère, alcalins, iodure de potassium. Quelques mois plus tard, symptômes d'embarras gastrique. Insuffisance d'émission urinaire. Fièvre modérée, 38°5. La malade se soumet très difficilement à un régime, on a toutes les peines du monde à la faire purger ; elle refuse énergiquement le lait et ne prend que du consommé et du jus de viande. Rien du côté du poumon et du cœur. Les urines baissent toujours, pas d'œdèmes. Meurt brusquement.

Quelques heures avant la mort, on sonde la malade. On ne retire pas une goutte d'urine et cependant il ne s'était pas produit de miction depuis 24 heures.

Ici les symptômes d'insuffisance urinaire ont suivi l'apparition de la gravelle et d'un eczéma généralisé, d'origine probablement goutteuse.

Cependant la malade avait eu, bien avant sa gravelle, des phénomènes de coprostase, constamment suivis d'une diminution très marquée de l'excrétion urinaire. Ce fait avait frappé la malade. Les mictions étaient rares et très peu abondantes.

Les caractères de l'élimination de l'acide urique sont les mêmes que dans les précédentes observations.

Observation VI

B... Marie, 68 ans, avenue de la gare, Nice.

Antécédents héréditaires. — Souche arthritique. Père goutteux, frère asthmatique,

Antécédents personnels. — Nuls.

Vers la fin du mois de septembre dernier, phénomènes d'embarras gastrique fébrile. Langue saburrale, ventre ballonné, vomissements incessants, céphalée intense. La température se maintient pendant 4 ou 5 jours dans les environs de 39°5. On prescrit un purgatif. Urines très rares, transparentes ; un peu d'albumine. Régime. Au bout de quelques jours, la fièvre tombe pour reparaître au bout de 48 heures. Après une seconde purgation, la langue se nettoie, la fièvre tombe définitivement, mais le ventre est toujours tendu et le taux des urines tombe toujours.

La malade refuse le lait et ne veut prendre que de la bière, du vin blanc et du bouillon. Les urines ne dépassent pas un 1/2 litre, le cœur faiblit brusquement et la malade meurt avec presque toute sa connaissance.

Acide urique jusqu'à 1 gr. 50 dans plusieurs analyses faites dans l'espace de 2 ans.

Observation VII

M... Louise, 48 ans, rue Cassini, Nice.

Antécédents héréditaires. — Arthritisme. Père mort d'urémie cardiaque.

Antécédents personnels. — Pas de maladie spéciale.

Il y a 20 ans, phénomènes de *congestion du foie*. Depuis, congestions répétées de cet organe. La malade n'a jamais voulu se soigner, à part quelques cures à Vichy.

Un beau jour, il y a 3 ans, oppression, congestion broncho-pulmonaire, pas de fièvre, douleurs vagues de la région hépatique, le foie dépasse de un travers de doigt le rebord des fausses côtes.

Depuis, évolue comme néphrétique, traces légères d'albumine, disparaissant par moments, congestions pulmonaires à plusieurs reprises, allant jusqu'à une hémoptysie légère.

Le cœur se prend à son tour, et, pendant 3 mois, arythmie, avec tachycardie et *menaces de cyanose*; *respiration de* Cheyne-Stokes, mouvements convulsifs de la face, œdème léger des membres inférieurs.

Le foie a considérablement augmenté ; il déborde de quatre travers de doigt le rebord des fausses côtes ; l'hypertrophie est uniforme.

Lait, viandes blanches, légumes, selon les besoins du moment, théobromine, digitaline. Les urines montent, descendent, varient d'un 1/4 de litre à 2 litres. Lorsqu'elles atteignent un taux élevé, tous les phénomènes morbides s'amendent, et la malade se trouve considérablement soulagée; lorsqu'elles arrivent à 1/2, à 1/4 de litre, *ils reparaissent avec toute leur* intensité.

Cette observation montre bien les rapports entre les fonctions rénale et hépatique. Fait intéressant à noter : lorsque les urines augmentent, le foie diminue légèrement, lorsqu'elles baissent, le foie devient plus volumineux et douloureux à la pression.

OBSERVATION VIII.

V... Camille, 45 ans, quartier de Riquier, Nice.

Antécédents héréditaires : père diabétique ; oncle paternel calculeux ; ascendance franchement arthritique. Manifestations de goutte, asthme et rhumatisme. Mère souffreteuse, morte à 40 ans, de suite de couches.

Antécédents personnels : Arthritisme non douteux. Cheveux blancs à 18 ans, chauve à 28 ans, très sujet aux migraines. A 34 ans, à la suite de libations prolongées, accès de goutte gros orteil droit, localisation à l'articulation du coude et formation en cet endroit d'un tophus de la grosseur d'un pois.

L'accès de goutte n'est survenu qu'une dizaine de jours après la fête. Il avait été précédé par un embarras gastro-intestinal intense. Inappétence absolue, nausées, éructations incessantes ventre ballonné, diarrhée fétide. Le malade n'avait suivi aucun traitement.

Au mois d'avril dernier, nouveaux phénomènes d'embarras gastrique. Le docteur est appelé immédiatement. A côté des symptômes ordinaires de l'embarras gastrique, constatation d'une élimination presque nulle des urines ; à peine.1/4 de litre dans les 24 heures.

Nettoyage complet des voies digestives par un vomitif, suivi de plusieurs purgatifs. Lait et eau de Contrexeville. Amélioration rapide ; au bout de trois jours, un litre d'urine ; après huit jours, 2 litres 1/4. L'appétit est complètement revenu, le malade reprend son travail.

Malgré les conseils qu'on lui a prodigués, le malade n'a depuis, suivi aucun régime, et, au mois de juillet, a eu son second accès de goutte.

On n'a jamais fait l'analyse des urines.

CHAPITRE IV

TRAITEMENT. — THÉRAPEUTIQUE PRÉVENTIVE

Un traitement éliminatoire énergique a été prescrit dans tous nos cas. Il a constamment donné d'excellents résultats, lorsque le malade s'y est soumis. L'embarras gastro-intestinal soigné, par les moyens ordinaires, par le malade lui-même, s'éternisait. Malgré le lait, pris en grande quantité, et une ou deux purgations, l'amélioration était lente. et les urines n'augmentaient pas. Il faut débarrasser les voies digestives par des purgations répétées, employer largement les antiseptiques intestinaux, et particulièrement le benzo-naphtol et le salol. Le régime lacté le plus absolu doit-être institué, dès le début. En même temps, le malade boira de l'eau de Vittel ou de Contrexeville, en aussi grande quantité que possible. L'eau de Contrexeville, en particulier, a donné d'excellents résultats. Les urines commencent à augmenter un ou deux jours après le début du traitement, et le soulagement ne tarde pas à se manifester.

Mais, à côté du traitement local, il faut instituer un traitement général. On ne doit pas oublier que l'on a affaire à des arthritiques, à des goutteux, et que l'embarras gastrique ou intestinal n'est ici qu'une manifestation de la goutte. Il est donc prudent de ne laisser le malade qu'après lui avoir bien expliqué qu'il n'est pas guéri et qu'il est exposé à des accidents bien plus redoutables, s'il ne prend pas dans sa vie certaines précautions, s'il ne se soumet pas à un régime.

Grâce à Bouchard, nous savons aujourd'hui que le milieu gastro-intestinal forme une réserve de poisons incessamment renouvelée. Il convient, pour en diminuer la nocivité, de réduire au minimum les toxines directement introduites par l'alimentation et de ne donner que des aliments peu susceptibles de fermentation et de putréfaction gastro-intestinale.

C'est à l'hygiène que doit revenir la plus grosse part dans toutes ces auto-intoxications. Son rôle est prépondérant dans la genèse des états morbides.

Il semble que dans la même espèce et dans la même race, certaines familles, en vertu de l'hérédité, certains individus, en vertu peut-être d'une modification acquise dans leur vitalité, sont destinés à fabriquer une quantité d'acide urique plus élevée, et cela constitue pour certains auteurs la prédisposition et la préparation à la goutte.

L'acide urique s'élève avec le régime azoté :

Lehmann, expérimentant sur lui-même, trouve :

Avec un régime animal . . .   1.47 d'acide urique
Avec un régime mixte . . . .   1.18   »   »
Avec un régime végétal . . .   1.02   »   »

Certains auteurs pensent qu'il provient de la nucléine des globules blancs, ce qui explique la richesse de l'acide urique dans la leurémie.

Kolisch, de Vienne, a trouvé que les nucléines donnent naissance par dissociation à des produits alloxuriques : acide urique, produits analogues à la xanthine.

L'accès de goutte résulterait d'une exagération brusque dans leur production.

Il semble donc que la production d'acide urique et son élimination augmentent avec une alimentation richement azotée et diminuènt sous l'influence du régime végétal.

Il semble aussi d'après Ritter (Thèse de doctorat des Sciences, Paris 1872) que le travail musculaire diminue la quantité d'acide urique produit.

Il faudrait donc, pour abaisser le taux de l'acide urique excrété, diminuer la proportion de l'alimentation d'origine animale et donner une place plus grande à l'exercice musculaire.

Alimentation. — Lecorché reconnaît que le proverbe « l'excès en tout est un défaut » est fort sage et s'applique bien ici. Il faut éviter une trop grande sévérité. Les règles trop rigides ont l'inconvénient qu'on les suit trop ou qu'on ne les suit pas. Lorsqu'on les suit trop, on risque de s'affaiblir, et si souvent on ne les suit pas c'est parce qu'elles sont trop sévères et que leur exécution réclame, de la part des intéressés, trop de volonté, trop de vertu.

Les modifications doivent être progressives, pour laisser à l'économie le temps de s'accoutumer aux conditions nouvelles surtout chez les personnes âgées.

Nous allons passer en revue les différents régimes proposés : Le régime végétarien pur est à déconseiller.

Le régime lacté végétarien admet le lait, les œufs, le beurre. Les végétaux ont l'avantage d'amener assez rapidement la satiété en raison de leur masse plus considérable. Ils tiennent beaucoup de place mais nourrissent fort peu. La quantité des déchets, laissée aux intestins, combat la constipation.

De plus, l'acide urique est remplacé chez les animaux herbivores par l'acide hippurique.

Le régime lacté, trop absolu, a l'inconvénient, en supprimant l'usage des excitants, d'amener une certaine sensation de faiblesse et de dépression. Il est donc à rejeter ; néanmoins, il doit être conseillé durant des périodes de 5 à 6 jours pour laver l'organisme.

Régime carné. — La viande donne de la vigueur et rend capable d'une plus grande somme de forces. Les carnassiers en captivité, nourris de légumes, deviennent très doux, perdent leur sauvagerie. On donnera donc de la viande aux goutteux, mais en quantité modérée ; les viandes blanches seront choisies, comme moins excitantes.

Les poissons, surtout s'ils ne sont pas très frais, sont une cause d'intoxication. Il vaut mieux les rejeter ainsi que les coquillages, la charcuterie et les mets épicés. Plus l'alimentation sera simple, meilleurs seront les résultats.

Cantani exclut les graisses d'une façon à peu près absolue, car elles donnent forcément naissance à des acides par fermentation dans le tube digestif.

Donner des légumes verts en très grande quantité, et en particulier les carottes, navets, céleris, etc.

Même observation peut s'appliquer aux fruits.

Exclure les tomates, oseille, asperges, rhubarbe, riches en acide oxalique, cornichons et pickles, épinards.

Dyce Duckworth rejette les fruits sucrés, pêches, raisins et conserves de fruits. Ces fruits sucrés bien mûrs, pris en quantité modérée, seront bien supportés, à moins qu'on ne se trouve en présence d'un dyspeptique.

Boissons. — Prises en grande quantité, elles déterminent, d'après certains auteurs, une élimination intense d'urine.

C'est, d'ailleurs, cette qualité qui justifierait l'utilité des eaux de Vittel, Contrexeville, Evian, etc.

Alcool. — On doit s'en abstenir.

Le vin est généralement nuisible. Il faut donc l'interdire surtout les vins fins, tels que Porto, Xérès, Bourgogne, Champagne. Lecorché concède, cependant, un verre de Bordeaux à chaque repas.

La bière ne doit pas être tolérée.

Le malade prendra du café une seule fois par jour, et le remplacera avantageusement par le thé.

Exercice musculaire. — La goutte est très rare chez les ouvriers; l'exercice est, en effet, le meilleur moyen d'augmenter la combustion et les dépenses de l'organisme. La contraction musculaire active à la fois la consommation et l'absorption de l'oxygène. Dans la goutte et dans toutes les observations que nous publions, le coefficient d'oxydation est régulièrement baissé. Or, par l'exercice, l'irrigation sanguine est accélérée et les combustions organiques se trouvent complètes, d'où la destruction de l'acide urique accumulé dans les tissus.

L'exercice régulier est donc indispensable aux goutteux; le meilleur est la marche; dans les cas où la marche est trop pénible, Sendamore conseille la voiture ou le cheval; on peut encore conseiller l'escrime, la bicyclette, la gymnastique, mais il faut bien se rappeler que l'excès est nuisible et qu'un exercice trop violent peut déterminer un accès.

Le massage est une sorte d'exercice passif qui trouve son indication chez un grand nombre de goutteux. Les frictions sèches ne sont pas moins avantageuses: « Tout homme, dit William Temple, qui peut avoir un valet de chambre pour le frictionner, ne doit pas avoir la goutte. »

Le goutteux doit-il prendre des bains ? Bouchard et Lécorché déconseillent les bains de mer et les bains froids qui déterminent une augmentation d'acide urique et conseillent les bains chauds.

Mais le traitement ne doit pas s'arrêter là ; il faut aussi s'occuper du moral du malade. On sait qu'une émotion violente peut souvent provoquer un accès; aussi faut-il écarter le goutteux de tout ce qui touche à la spéculation ou à la politique.

On évitera de même le surmenage cérébral.

Sydenham a eu son plus violent accès à la suite de la rédaction de son *Traité de la goutte*.

Les goutteux rechercheront les villes d'eau. Là ils abandonneront leurs préoccupations ordinaires, ils habiteront la campagne, et ils seront dans des conditions bien meilleures. Là ils auront le calme de l'esprit, l'absence de soucis, l'espoir de guérir, qualités précieuses s'ajoutant aux bienfaits de la marche, du massage et de l'hydrothérapie.

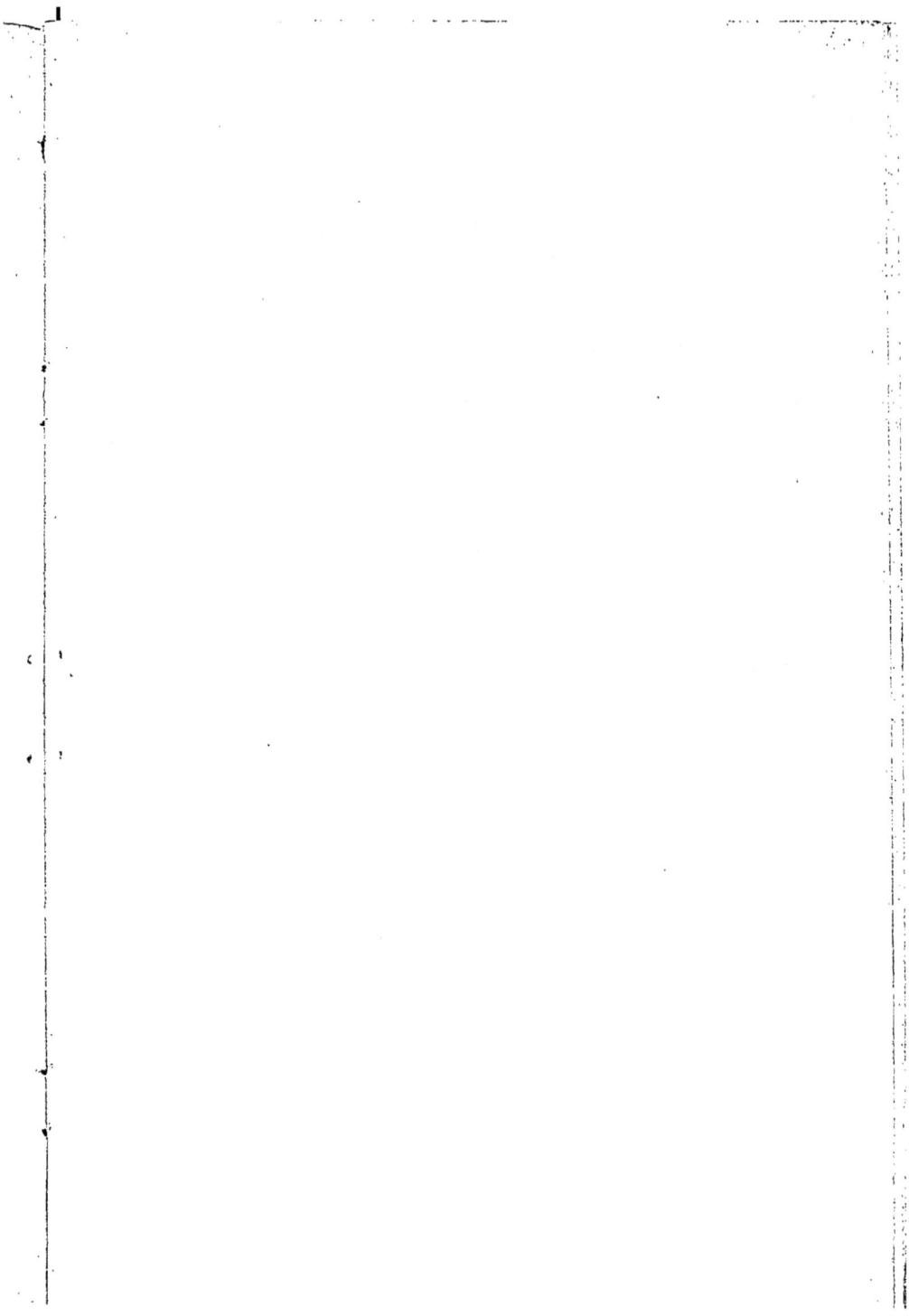

CONCLUSIONS

De tout ce qui précède on doit retenir les propositions suivantes :

1° Les arthritiques et plus spécialement les goutteux, sont exposés à des crises passagères d'insuffisance rénale.

2° Ces crises sont provoquées par un trouble dans les fonctions gastro-intestinales.

3° La glande hépatique des arthritiques est prédisposée à l'insuffisance.

4° L'insuffisance rénale disparaît rapidement à la suite d'un traitement anti-goutteux énergique.

INDEX BIBLIOGRAPHIQUE

Boix. — Le foie des dyspeptiques. Thèse Paris, 1894.

Bouchard. — Pathologie générale.

Ch. Bouchard. — Maladies par ralentissement de la nutrition (1879-1880.

Charcot. — Leçons cliniques sur les maladies des vieillards (1874).

Charcot. — La Goutte, sa nature, son traitement (1867).

Charcot et Cornil. — Etat du rein chez les goutteux. Société de biologie (1863).

Claude et Balthazard. — Des éléments de diagnostic et de pronostic fournis par la cryoscopie des urines. C. R. Académie des Sciences, 1899.

— La Cryoscopie des urines ; applications à l'étude des affections du cœur et des reins (1901).

Critzman. — Goutte. Essai de pathogénie (1899).

Garrod. — Goutte, nature, traitement, (1867).

Paul le Gendre. — Pathogénie de la goutte, XIIIme Congrès international de médecine, (1901).

A. Gibaud. — Symptômes précurseurs des affections hépatiques. Thèse Montpellier, 1896.

Frantz Glénard. — Hépatisme et Diathèse biliaire. Extraits des Bulletins et Mémoires de la Société médicale des Hôpitaux de Paris, (9 et 23 novembre 1900).

Morel Lavallée. — Nature et traitement de la goutte. Journal des Praticiens, (N° 24 du 25 mai 1901).

Huchard. — Consultations médicales, (1901).

Lécorché. — Traitement de la goutte, (1894).

A. Létienne. — Articles (goutte) des Manuels de Médecine Debove et Achard. Tome VII, 1897.

Meinard. — Contribution à l'étude de la perméabilité rénale. Thèse Montpellier, 1901.

Proust. — Hygiène du goutteux.

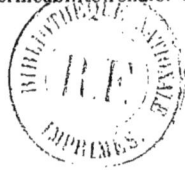

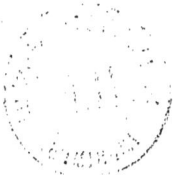

www.ingramcontent.com/pod-product-compliance
Lightning Source LLC
Chambersburg PA
CBHW050549210326
41520CB00012B/2785